QUELQUES MOTS

SUR LA PREMIÈRE ET LA SECONDE

DENTITION

PAR

A. LEMMENS

CHIRURGIEN-DENTISTE

Diplômé, de la Faculté de médecine de Bruxelles,

Ex-Opérateur des Hôpitaux,

———✦———

SAINT-ÉTIENNE

CHEZ L'AUTEUR

Place de l'Hôtel-de-Ville, 6.

QUELQUES MOTS

SUR

LA PREMIÈRE ET LA SECONDE DENTITION

QUELQUES MOTS

SUR LA PREMIÈRE ET LA SECONDE

DENTITION

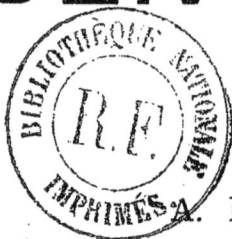

PAR

A. LEMMENS

CHIRURGIEN-DENTISTE

Diplômé, de la Faculté de médecine de Bruxelles,

Ex-Opérateur des Hôpitaux,

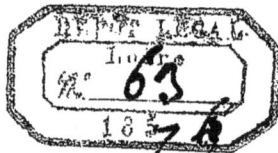

SAINT-ÉTIENNE

CHEZ L'AUTEUR

Place de l'Hôtel-de-Ville, 6.

A MES CLIENTES

———————

Ecrire un petit opuscule qui servît en quelque sorte de guide aux mères de famille pour l'époque de la dentition des enfants, faire une espèce de Manuel pratique, bien clair et bien simple, renfermant des conseils surtout, et n'affichant aucune prétention à la science, m'a paru depuis longtemps chose utile, nécessaire même. Plusieurs d'entre vous, Mesdames, qui m'honorez de votre confiance, avez eu cette heureuse idée et m'avez engagé à la réaliser. Ces quelques pages sont donc le résultat de mon empressement à répondre à ce désir, et non pas la conséquence d'un vif besoin d'écrire, que je n'ai jamais eu.

J'espère que mon travail aura une certaine utilité, et pour qu'il ait quelque chance de succès, j'ose, Mesdames, vous le dédier et le placer sous votre patronage.

A. LEMMENS.

Saint–Etienne, juin 1876.

QUELQUES MOTS

SUR

LA PREMIÈRE & LA SECONDE DENTITION

Introduction.

La dentition chez les enfants est une époque généralement assez critique; elle est toujours douloureuse et de nature à préoccuper sérieusement les mères de famille.

Plusieurs auteurs ont écrit des traités spéciaux sur la chirurgie dentaire, décrivant en détail les diverses maladies des organes de la mastication et les moyens de les combattre; mais ces ouvrages, purement techniques, s'adressent aux hommes de l'art.

Ce petit livre, au contraire, étant destiné aux gens du monde, aux familles, traitera principalement de la physiologie dentaire.

Je m'attacherai d'abord à entretenir mes lectrices d'un sujet qui, pour elles, est d'un si vif intérêt : la première dentition et les accidents et maladies qui l'accompagnent.

La seconde dentition, qui, à ce qu'on paraît ignorer généralement, est d'une plus grande importance encore, fera ensuite l'objet de toute notre attention.

Dans les pages suivantes, je décrirai les changements qui s'opèrent dans les mâchoires, et je crois que ce ne sera pas la partie la moins intéressante de ce travail.

L'irrégularité des dents et les moyens de la corriger m'occuperont ensuite.

Un chapitre sera consacré à des observations sur la soi-disant prévention de l'irrégularité ; et, enfin, je terminerai par quelques remarques sur les moyens les plus efficaces à employer pour obtenir une denture régulièrement rangée.

J'ai cru devoir me restreindre autant que possible et me borner à ce que les mères de famille cherchent, avant tout, c'est-à-dire à des règles sûres et simplement exprimées pour les soins à donner à la bouche des enfants.

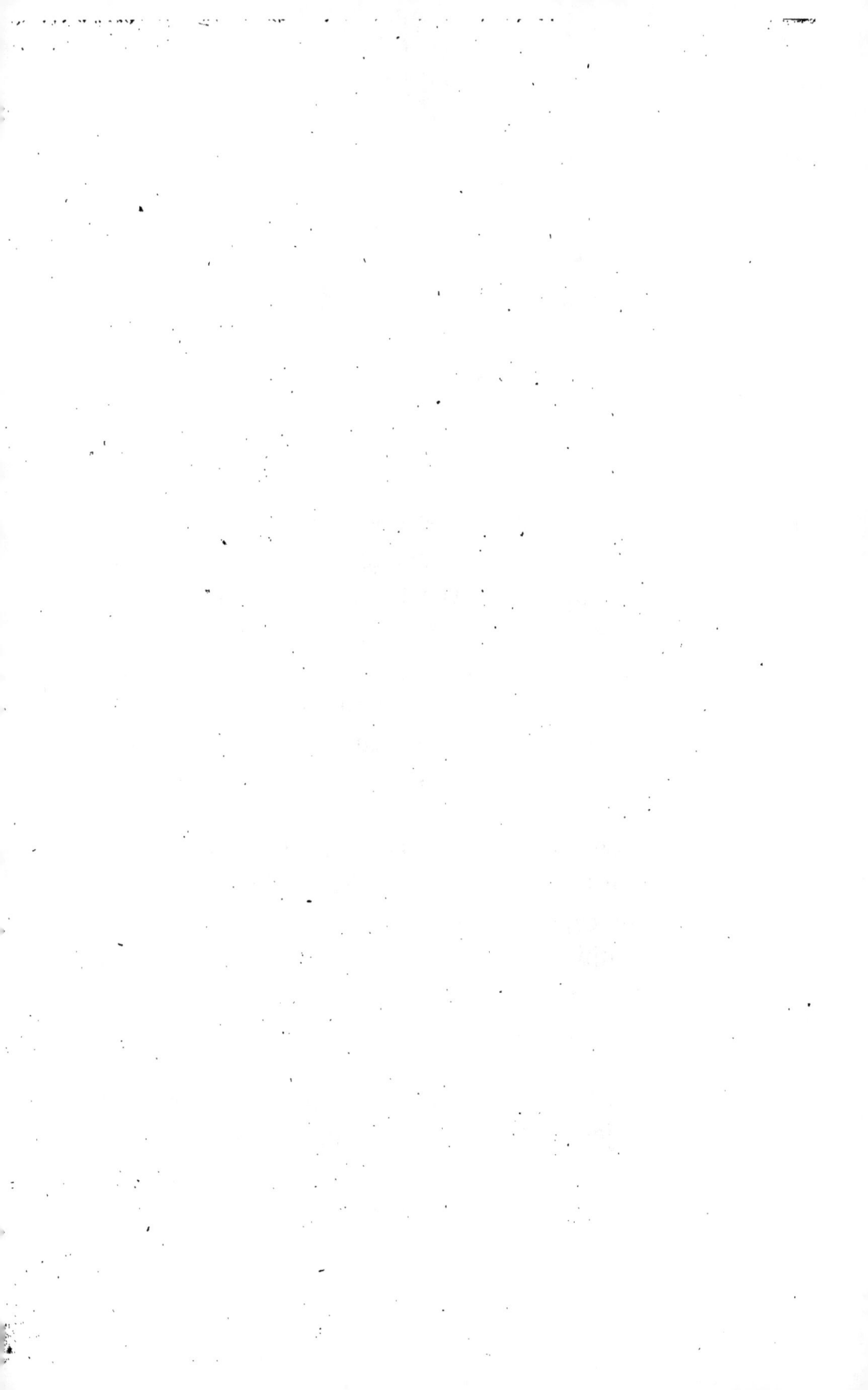

Première dentition.

L'époque à laquelle les dents font leur apparition varie considérablement sans aucun rapport apparent avec la constitution de l'enfant. On a vu souvent des enfants naître avec deux ou plusieurs dents (1), tandis que d'autres atteignent l'âge de quatorze ou seize mois, et même de deux ou trois ans, sans qu'on en aperçoive chez eux la moindre trace.

Cependant, il est bon de remarquer que ce sont là des exemples en-dehors des règles communes, et l'on peut affirmer que, en général, la dentition commence à l'âge de cinq à huit mois. Elle continue ensuite dans l'ordre que je vais indiquer ci-après :

Les dents de la mâchoire inférieure précèdent toujours d'un temps plus ou moins long celles

---

(1) Louis XIV, le grand roi, vint au monde avec deux dents.

de la mâchoire supérieure. La règle générale que je vais donner est cependant sujette à de fréquentes exceptions, non-seulement quant à l'époque, mais aussi quant à l'ordre de succession des dents.

Les 4 incisives centrales poussent à l'âge de 5 à 8 mois.

Les 4 incisives latérales poussent à l'âge de 7 à 10 mois.

Les 4 premières molaires poussent à l'âge de 12 à 16 mois.

Les 4 canines poussent à l'âge de 14 à 20 mois.

Les 4 secondes molaires poussent à l'âge de 18 à 36 mois.

On voit par ce tableau, et je le fais remarquer tout spécialement, que, contrairement à une croyance très-répandue dans le public, les dents de lait ne dépassent jamais le nombre de vingt. Donc, lorsqu'à l'âge de six ans ou six ans et demi, l'enfant fait ses quatre molaires permanentes, c'est-à-dire celles qui font partie de la seconde dentition et qui doivent rester définitivement, il ne faut pas croire que ce soit la continuation des dents de lait.

Beaucoup de personnes s'imaginent que, parce qu'elles se présentent avant qu'il se soit produit aucun changement apparent dans les dents de lait, ces quatre dents appartiennent à cette première dentition et sont destinées à être remplacées par d'autres : c'est une grave erreur qu'il importe de détruire, et qui m'oblige à répéter ici que les dents de lait n'excèdent jamais le nombre de vingt.

Quoique j'aie dit que mon intention est de donner un simple aperçu des progrès de la première et de la seconde dentition, je ne puis cependant pas me dispenser d'appeler sérieusement l'attention sur l'irritation et sur les maladies qui en résultent.

Enumérer les accidents qui résultent de l'irritation produite par la dentition, ce serait vouloir traiter généralement de toutes les maladies de l'enfance; car il y a à peine une seule maladie à laquelle cette période de la vie est sujette, à peine même un symptôme de ces maladies qui ne soit parfois produit ou au moins augmenté par cette cause.

Il est très-rare qu'un enfant ait ses dents sans irritation locale et sans dérangement constitutionnel. Même dans les cas les plus favorables, les gencives deviennent rouges et douloureuses ; elles se gonflent, et on remarque chez l'enfant une grande disposition à la fièvre.

Les symptômes généraux prennent même le plus souvent une forme plus grave et plus alarmante. L'irritation constitutionnelle devient excessivement sérieuse ; une diarrhée immodérée, accompagnée de fortes coliques, se déclare ; la peau est sèche et chaude, le pouls rapide et irrégulier ; la respiration s'embarrasse et tend à devenir de plus en plus pénible et difficile ; enfin arrivent des convulsions qui, chaque fois, se produisent avec plus de violence et qui terminent le plus souvent les souffrances et la vie de l'enfant, si l'on ne s'empresse de porter un remède prompt et efficace à son mal.

Le traitement de toutes ces maladies, pour être rationnel et utile, doit avant tout remonter à leurs causes. Les remèdes les plus importants sont ceux qui sont dirigés vers les organes digestifs. On emploie avec succès les bains tièdes, qui, agissant sur la peau et surtout sur les parties inférieures du corps, diminuent l'afflux du sang au cerveau. Mais, pendant que l'attention est portée vers les symptômes, et que les remèdes convenables sont administrés avec promptitude et avec sûreté, il ne faut pas oublier que la cause reste encore intacte, et il est facile de comprendre que c'est seulement en faisant disparaître la pression qui a produit toute cette perturbation qu'on peut espérer autre chose qu'un soulagement provisoire. Il est nécessaire, dans ces cas, d'appeler l'attention du médecin traitant sur l'état de la gencive; car alors, chaque fois qu'il y a rougeur et gonflement extraordinaire à l'endroit où les prochaines dents doivent faire leur éruption, la gencive doit être résolûment ouverte par la lancette. Il ne suffit pas d'une incision simple : elle doit être approfondie jusqu'à la dent elle-même et s'arrêter seulement quand l'instrument rencontre la résistance de l'émail de la dent.

La lancette employée dans ce cas doit être large et un peu arrondie, à bord tranchant très-effilé.

Ces opérations, selon moi, appartiennent de droit aux médecins des familles, parce que ces praticiens ont, plus que les dentistes, l'habitude de traiter les petits êtres qu'ils soignent depuis leur entrée dans la vie.

Je ne me dissimule pas que ce qui précède

fera frémir plus d'une mère ; l'idée seule d'une
incision semblable fera reculer la plus dévouée
et la plus courageuse. Mais, si je m'efface volon-
tiers et avec raison quand il s'agit d'une opération si délicate, je reprends avec assurance le
droit que me donne mon expérience dans l'art
du dentiste pour chercher à faire comprendre
aux parents qu'ils ne doivent pas hésiter un
seul instant devant un moyen si simple et si
efficace. Qu'ils y songent sérieusement : souvent la vie de leurs enfants en dépend.

Les gens à préjugés eux-mêmes se converti-
raient bientôt à ce remède, violent et effrayant
en apparence, s'ils étaient témoins de ses heu-
reux effets. J'ai vu, au milieu du danger le plus
imminent, alors que la mort était attendue et
presque désirée comme seul soulagement d'une
terrible souffrance, cette simple opération, et
cela dans des cas très-nombreux, sauver de
jeunes malades et les rendre complètement gué-
ris à leur famille éplorée, dans un laps de temps
si court qu'on aurait peine à y croire.

Il est encore un point très-important à signaler à la vigilance des mères : c'est la carie des
dents de lait.

Beaucoup de personnes, quand cet accident

se produit chez les enfants, croient qu'il faut recourir immédiatement à l'extraction : c'est une erreur ; il ne faut arracher les dents de lait, dans ces cas-là, qu'à la dernière extrémité, c'est-à-dire, par exemple, quand on redoute qu'un abcès ne se détermine à la joue ou que la carie n'affecte profondément la racine. Les dents permanentes sont liées aux dents de lait, et, en arrachant celles-ci prématurément, on pourrait occasionner une mauvaise formation ou une direction vicieuse de la seconde dentition. Les mêmes inconvénients, il est vrai, peuvent résulter de la présence, dans la bouche de l'enfant, d'une dent cariée, mais c'est au dentiste à juger de l'opportunité de l'extraction.

Lorsque la carie fait souffrir l'enfant, il suffit d'introduire dans la cavité de la dent un morceau d'ouate imbibée d'eau de Cologne, ou d'alcool simple, ou même de chloroforme. Je préfère ces matières à des substances plus fortes qui pourraient attaquer d'une façon pernicieuse le nerf dentaire.

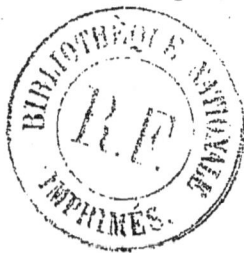

2

Seconde dentition.

A l'âge de six à sept ans, toutes les dents per_
manentes sont plus ou moins formées, à l'excep-
tion des dents de sagesse ; de sorte que, avant
le commencement de la chute des dents de
lait, il n'existe pas moins de quarante-huit (48)
dents dans les deux mâchoires, c'est-à-dire 20
dents temporaires dans leur complète maturité
et 28 dents permanentes à différents degrés de
développement.

Les quelques remarques qui suivent pourront
être très-intéressantes à l'époque que je viens
de citer.

Voici les positions relatives des deux dentures
à cette période de transformation :

Les incisives centrales permanentes se trouvent placées justement en-dessous des incisives
centrales de la première dentition. Leur sommet

est un peu dirigé en arrière des racines partiellement absorbées (ou usées) des dents de lait.

Je dis absorbées ou usées (et je préfère le mot absorbées comme plus juste), parce que, sur ce point, les hommes de l'art ne sont pas complètement d'accord : les uns croient que la pression des dents adultes use les racines des dents de lait; les autres pensent que cette prétendue usure n'est qu'une absorption spontanée de la nature, qui, sans autre effort que son action puissante et secrète, fait disparaître les racines des dents de lait pour préparer les alvéoles où viendront se loger les dents permanentes.

Je reprends la suite de mes observations sur les positions relatives des deux dentures.

Les incisives latérales, moins avancées que les incisives centrales, sont placées plus profondément dans les mâchoires, et, au lieu d'être immédiatement en-dessous des dents temporaires, se présentent la pointe entre les racines des incisives latérales et celles des canines temporaires.

Les canines permanentes sont encore enclavées dans l'os, la pointe entre les racines des canines et celles des premières molaires temporaires. Les racines écartées de ces dernières entourent les premières petites molaires permanentes, et les deuxièmes petites molaires permanentes se trouvent également placées entre les racines des deuxièmes molaires temporaires.

Le remplacement des dents de lait par les dents adultes ou permanentes commence à s'opérer, dans la plupart des cas, vers l'âge de sept ans, quoique j'aie vu des exemples où la seconde dentition était tellement précoce qu'elle se déclarait à l'âge de cinq ans. Dans d'autres circonstances, au contraire, les incisives centrales permanentes ne commençaient à se montrer que vers l'âge de huit ans et demi.

Les premières molaires permanentes, comme je l'ai déjà fait remarquer, font d'habitude leur éruption avant la chute des incisives temporaires, et leur apparition peut être considérée comme l'indice du changement qui va commencer.

Le tableau qui suit indiquera à peu près la période à laquelle elles arrivent; mais la nature agit si irrégulièrement à cet égard, que je ne prétends présenter qu'une table approximative.

Je m'occupe ici des dents de la mâchoire inférieure ; celles de la mâchoire supérieure leur succèdent de six semaines à trois mois d'intervalle.

Les premières grosses molaires paraissent vers 6 ans et demi.

Les incisives centrales paraissent vers 7 ans.

Les incisives latérales paraissent vers 8 ans.

Les premières petites molaires paraissent vers 9 ans.

Les secondes petites molaires paraissent vers 10 ans.

Les canines paraissent vers 11 ans.

Les deuxièmes grosses molaires paraissent de 12 à 13 ans.

Les troisièmes grosses molaires ou dents de sagesse paraissent de 17 à 20 ans.

Des changements qui s'opèrent
dans les mâchoires.

Pendant la formation et la croissance des dents, des changements importants ont continuellement lieu dans l'état des mâchoires. Il convient donc maintenant de les signaler pour que l'on comprenne les moyens par lesquels l'irrégularité des dents permanentes est évitée ou corrigée.

En premier lieu, les mâchoires et les dents varient considérablement, dans leurs proportions relatives, aux différentes périodes de leur croissance. Sans la connaissance de ceci, il serait impossible de saisir de quelle manière la mâchoire s'accommode à la différence de largeur ou de grosseur qui se remarque entre les dents temporaires et celles de l'âge adulte.

La forme même des mâchoires subit un

grand changement pour faire place aux grosses molaires de la seconde dentition.

Les mâchoires d'un enfant sont semi-circulaires ; celles de l'adulte présentent une forme semi-elliptique. Or, comme la partie antérieure de la mâchoire de l'adulte, ainsi que les dents qui ont succédé aux dents de lait, sont à peu près de la même forme que celles de l'enfant ; il s'ensuit que l'allongement a lieu, entre la place des deuxièmes petites molaires et la partie postérieure des mâchoires supérieure et inférieure, pour préparer la réception des douze dents additionnelles, c'est-à-dire de toutes les grosses molaires permanentes.

De l'irrégularité des dents.

Il n'y a aucun sujet appartenant à l'art du dentiste qui ait donné naissance à plus de grossier charlatanisme et de cruauté gratuite que ce qui regarde le traitement des irrégularités des dents permanentes. Si je ne m'occupais que des principes généraux d'après lesquels les cas d'irrégularité devraient être traités, j'aurais vite fini, car ils sont simples et peu nombreux.

Mais quelques auteurs de l'autre siècle, mus par une ignorance coupable ou par des motifs plus coupables encore, ont mis en circulation tant d'idées fausses que quelques remarques deviennent nécessaires pour pouvoir détruire certaines erreurs trop enracinées dans l'esprit du public.

L'irrégularité peut être considérée comme temporaire ou comme permanente.

Il y a deux espèces d'irrégularité temporaire :

La première est un manque d'harmonie entre
l'absorption des dents de lait et la croissance
des secondes dents, par suite duquel ces dernières sont maintenues dans une position fausse
et percent la gencive devant ou derrière les
dents de lait.

La seconde espèce d'irrégularité temporaire
a pour cause la différence de grandeur entre les
incisives et les canines de lait, différence qui
est corrigée plus tard par la perte des molaires
temporaires, lorsqu'elles sont remplacées par les
petites molaires permanentes, qui sont plus petites et laissent par conséquent plus de place
aux dents du devant de la bouche.

L'irrégularité permanente a son origine dans
le manque de proportions entre l'arche maxillaire et la grandeur des dents permanentes.

Ce que je viens d'appeler irrégularité temporaire prend aussi un caractère permanent quand
les dents irrégulières sont restées trop longtemps
sans soins et sont devenues fixes dans leur position fausse, ou qu'elles y sont retenues par
leurs antagonistes de l'autre mâchoire.

La mauvaise conformation de la mâchoire et la présence des dents surnuméraires sont aussi souvent la cause d'une irrégularité permanente.

Les indications données par plusieurs auteurs bien connus, pour éviter l'irrégularité, ont été pendant longtemps la base du traitement de beaucoup de dentistes pour les soins à donner à la bouche des enfants pendant la seconde dentition. Si je ne craignais d'occasionner de l'ennui à mes lectrices, je pourrais citer des centaines de chapitres d'ouvrages qui, tout en cherchant à remédier à l'irrégularité des dents, sont de nature à produire, par les conseils qu'ils renferment, ce qu'ils prétendent guérir ou empêcher par des opérations douloureuses et inutiles, n'ayant pour résultat que d'effrayer les petits patients; de façon que, lorsqu'il faut forcément procéder à l'extraction de certaines dents, il est impossible de le faire sans de grandes difficultés.

Je préfère donner ici quelques idées émanant de ma propre expérience, comme règles générales, pour la régularisation des dents pendant une période qui exige des soins si assidus.

On peut prédire, avec une certaine assurance,

la régularité ultérieure des dents (autant que cela dépend des proportions relatives entre celles-ci et les os maxillaires) quand les circonstances suivantes existent à l'époque où commence la seconde dentition :

1° Si l'arche maxillaire est bien formée, suffisamment étendue, d'une forme plutôt semi-circulaire que semi-elliptique.

2° Si les dents de lait, quoique larges, sont un peu séparées les unes des autres (surtout si auparavant elles étaient plus serrées) et qu'elles paraissent gagner de l'espace pendant la dernière ou les deux dernières années, puisque cela indique une disposition des mâchoires à s'étendre.

3° Si les premières molaires permanentes paraissent bien formées et d'une largeur ou grosseur modérée.

4° S'il n'existe pas, derrière les dents de lait antérieures, une légère proéminence indiquant que les dents permanentes arrivent dans cette direction.

5° Si les parents, ou en général les membres

de la famille, ceux surtout à qui l'enfant ressemble le plus, ont l'arche maxillaire bien formée et les dents régulièrement arrangées.

Selon l'ensemble de ces circonstances heureuses, on peut s'attendre à une denture plus ou moins régulière.

Les quelques règles générales suivantes seront utiles pour empêcher autant que possible l'irrégularité.

Si les incisives centrales permanentes de la mâchoire inférieure ont percé la gencive, où s'il existe à celle-ci une grosseur qui fasse présumer qu'elles vont percer derrière les incisives de lait, ces dernières devront être arrachées, quand même elles tiendraient encore solidement.

Si l'extraction de ces dents ne suffit pas pour permettre aux nouvelles d'arriver à leur place, je conseillerai de ne pas trop se hâter de faire disparaître les deux incisives latérales, à moins que l'irrégularité ne soit trop forte.

Quand les incisives latérales permanentes commenceront à se montrer, il sera temps de leur préparer l'espace nécessaire, car, en arrachant trop tôt les dents de lait, il serait à craindre que l'arche maxillaire ne se rétrécît.

Ces remarques concernent la mâchoire inférieure seulement. Quant aux incisives de la mâchoire supérieure, elles exigent plus de soins, et je recommande instamment un examen sérieux et très-fréquent ; car ici l'extraction des dents de lait ne peut être retardée pour les motifs que je vais développer :

Il faut se rappeler que les dents de la mâchoire inférieure se trouvent derrière celles de la mâchoire supérieure quand la bouche est fermée. Or, quand celles de la mâchoire inférieure poussent d'une manière irrégulière, c'est toujours derrière les dents de lait qu'elles se montrent. Donc, rien ne s'oppose à ce que les dents supérieures prennent à la longue leur vraie position. Si, au contraire, les dents de la mâchoire supérieure faisaient leur éruption derrière celles de lait et grandissaient trop avant l'extraction de ces dernières, elles se trouveraient emprisonnées dans la fermeture de la bouche par celles de la mâchoire inférieure, qui deviendraient ainsi un empêchement durable à leur arrangement naturel.

Dans des cas pareils, et à cause de la largeur en plus de ces dents, il devient nécessaire de faire disparaître non-seulement les incisives centrales, mais encore les incisives latérales, aussitôt qu'il y a apparence des nouvelles dents derrière les dents de lait, en laissant cependant un intervalle de quelques jours entre l'extraction des unes et des autres.

Par les mêmes raisons, si les nouvelles incisives latérales semblent vouloir percer derrière les dents de lait, les canines temporaires doivent être également arrachées.

Comme les petites molaires arrivent généralement avant les canines, la perte des molaires temporaires, plus grandes que celles qui leur succèdent, dans la plupart des cas, laisse assez de place pour les petites molaires et pour les canines permanentes. Mais si, par extraordinaire, les canines se montraient même avant les petites molaires, il n'y aurait pas lieu de se hâter d'opérer l'extraction des molaires de lait avant l'arrivée des petites molaires, pourvu qu'il ne se présentât pas de dents faisant obstacle dans l'autre mâchoire, car la position qu'occupent les petites molaires pendant leur forma-

tion, c'est-à-dire immédiatement entre les racines des molaires de lait, empêche que ces
petites molaires se placent irrégulièrement.

Lorsque cependant, contrairement à cette
règle, une irrégularité se produit, les petites
molaires de la mâchoire inférieure se dirigent
en-dedans vers la langue ; celles de la mâchoire
supérieure prennent la position contraire, se
dirigent vers la joue, et rien n'empêche leur
retour à la position naturelle.

Il arrive souvent que, par suite de l'extraction prématurée des molaires de lait, l'arche
maxillaire se contracte ; de sorte que, quand
les incisives et les petites molaires sont arrivées
à leur longueur naturelle, tout l'espace occupé
par les vingt dents de lait se trouve rempli, et
il ne reste plus de place pour les canines de la
seconde dentition, qui sont rejetées en avant,
entre les incisives latérales et les premières
petites molaires, dans une position hideuse et
même très-dangereuse. Si donc, sans courir les
chances d'une irrégularité permanente des petites molaires, les molaires de lait peuvent être
conservées jusqu'à l'arrivée des canines, il en
résulte un avantage considérable pour la symé-
trie de la mâchoire.

Dans toutes ces circonstances, il devient nécessaire de recourir aux conseils d'un homme de l'art, et l'on doit laisser entièrement à son jugement le soin de décider ce qu'il y a à faire.

Le principe simple et uniforme est de laisser les dents de lait aussi longtemps que possible sans avoir à redouter une irrégularité permanente des dents adultes.

Le cas le plus ordinaire d'une semblable irrégularité, comme je l'ai déjà fait remarquer, se présente, par suite du manque d'espace, dans la mâchoire, pour l'arrangement ultérieur des dents, et peut être causé par l'exiguïté de la mâchoire (soit dans sa formation primitive, soit par suite d'une extraction prématurée des dents de lait) ou par une largeur anormale des dents permanentes : ces deux dispositions sont très-fréquentes.

Les méthodes de traitement de ces deux cas ont quelque analogie, mais il est inutile de les décrire ici, l'appréciation de chaque cas et du traitement à lui appliquer étant éminemment du ressort d'un homme de l'art, et ne pouvant rentrer dans le domaine des gens du monde.

Les incisives et les petites molaires étant généralement rangées à leur place avant l'apparition des canines, comme je l'ai déjà fait remarquer ; ce sont celles-ci qui sont rejetées hors de
leur position. Quand cela arrive, c'est plutôt en
avant qu'en arrière que les canines se placent.
Si l'irrégularité est de peu d'importance, il suffit
d'attendre que la mâchoire ait acquis son développement complet, et alors, par un peu de
pression, on aide la nature à les remettre en
place.

Mais, si le manque d'espace est assez fort
pour ne laisser aucun espoir d'y remédier de
cette manière, il devient urgent de sacrifier une
dent de côté, car il faut à tout prix, pour l'harmonie de la bouche, conserver les six dents de
devant à la mâchoire supérieure surtout.

Si, dans la mâchoire inférieure, une des incisives centrales ou latérales occasionnait une
irrégularité de toutes les autres dents, je n'hé-
siterais pas à la sacrifier ; car les incisives inférieures ayant pour ainsi dire la même forme,
l'absence d'une de ces dents ne serait jamais
remarquée et ne détruirait aucunement l'harmonie de la denture. Le contraire arriverait

inévitablement si l'on recourait au même procédé pour la mâchoire supérieure.

Je viens de faire remarquer que, dans des cas donnés, il faut faire le sacrifice d'une dent de côté. J'ajouterai que le choix de cette dent dépendant de circonstances d'une appréciation délicate, il est nécessaire de s'en référer à l'avis du dentiste avant de rien décider.

J'espère maintenant avoir atteint mon but par ces quelques lignes destinées à éclairer les mères de famille et à appeler leur attention sur les soins à donner à la dentition. Je crois inutile d'en dire davantage : leur tendre sollicitude pour leurs enfants fera le reste, et je m'estimerai très-heureux si j'ai pu leur venir quelque peu en aide dans cette tâche si importante et si délicate.

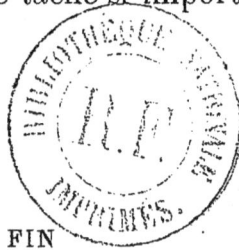

FIN

TABLE

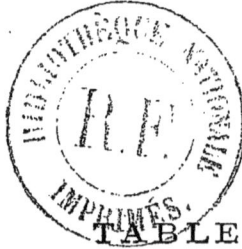

Saint-Etienne, imp. THÉOLIER Frères.